Julia Popp

Sexualität nach Rückenmarksverletzung

Julia Popp

Sexualität nach Rückenmarksverletzung

Pflegerisch beratende Maßnahmen

Reihe Humanwissenschaften

Impressum / Imprint

Bibliografische Information der Deutschen Nationalbibliothek: Die Deutsche Nationalbibliothek verzeichnet diese Publikation in der Deutschen Nationalbibliografie; detaillierte bibliografische Daten sind im Internet über http://dnb.d-nb.de abrufbar.

Bibliographic information published by the Deutsche Nationalbibliothek: The Deutsche Nationalbibliothek lists this publication in the Deutsche Nationalbibliografie; detailed bibliographic data are available in the Internet at http://dnb.d-nb.de.

Coverbild / Cover image: www.ingimage.com

Verlag / Publisher:
AV Akademikerverlag
ist ein Imprint der / is a trademark of
OmniScriptum GmbH & Co. KG
Heinrich-Böcking-Str. 6-8, 66121 Saarbrücken, Deutschland / Germany
Email: info@akademikerverlag.de

Herstellung: siehe letzte Seite /
Printed at: see last page
ISBN: 978-3-639-72065-5

Inhaltsverzeichnis

In dieser Arbeit werden nach Möglichkeit geschlechtsneutrale Begriffe verwendet. Aus Gründen der besseren Lesbarkeit wird bei geschlechtsspezifischen Begriffen die maskuline Form gebraucht, diese impliziert beide Geschlechter.

Kurzzusammenfassung

Hintergrund: Als Hauptursache für Rückenmarksverletzungen gelten Verkehrsunfälle, aufgrund zunehmender Motorisierung wird tendenziell mit einem Anstieg der Verletzungen gerechnet. Menschen mit dieser Diagnose treffen auf eine Vielzahl neuer Aufgaben, folglich haben Betroffene einen hohen Bedarf an Pflege. Auch Pflegepersonen begegnen herausfordernde Situationen, vor allem was die Beratung dieser Patientengruppe betrifft.

Ziel: Das Ziel dieser Arbeit soll sein, die Sexualität nach Rückenmarksverletzung, als ein Tabu-Thema in der Pflege, in den Vordergrund zu stellen. Es soll beschrieben werden welche Veränderungen der Sexualfunktionen mit der Erkrankung einhergehen, welche Problematiken auftreten können, unter welchen psychischen Belastungen Betroffene stehen, wie Beratung passieren kann und welche unterstützenden Maßnahmen seitens der Pflege getroffen werden können.

Methodik: Diese Arbeit basiert auf einer Literaturrecherche, welche in den elektronischen Datenbanken CINAHL, PubMed und bibnet.org durchgeführt wurde. Weitere Literatur konnte auch mittels der Berrypicking-Methode gefunden werden. Die Qualität der wissenschaftlichen Publikationen wurde anhand der Evidenz-Hierarchie nach DiCenso et al. bewertet.

Ergebnisse: Je nach Ausmaß und Höhe der Verletzung des Rückenmarks können sowohl bei Männern als auch Frauen Veränderungen der Sexualfunktionen auftreten. Sexualität und auftretende Problematiken sowie psychische Belastungen sind ebenfalls

Themen die durch pflegerische Beratung unterstützt und verbessert werden können.

Schlussfolgerung: Es bestehen bereits einige hochwertige wissenschaftliche Publikationen zum Thema Sexualität nach Rückenmarksverletzung. Dennoch besteht großer Bedarf an weiterer Forschung, sowie dezidiertem nennen von pflegerischen Interventionen.

Abstract

Background: Traffic accidents are the most common cause of spinal cord injuries. This can be attributed to the fact that during an accident, an increase in motorization occurs that has the tendency to cause worsened or more severe injuries. Individuals who are diagnosed with such an injury are faced with many new obstacles and are likely to need an extreme amount of care. Health care professionals are also faced with challenging circumstances, especially when providing information, advice and guidelines to their patients.

Purpose: The goal of this work should be to bring the topic of one's sexuality and sexual function after a spinal cord injury, often a taboo subject in patient care, to the forefront. It should describe which changes in sexual function one may experience, what sort of physical problems one could encounter, what psychological challenges could arise, how advice can be given and what sort of supportive measures are available to health care professionals.

Methods: This work is based on information found during research of the CINAHL electronic database, PubMed and bibnet.org. Further literary information has been gathered through the Berrypicking-Method. The quality of the scientific publications used were rated by DiCenso et al. through evidence model.

Results: Changes in sexual function in both men and women can occur after a spinal cord injury, depending on the size and severity of the injury. Sexual function and associated physical and psychological problems are topics for discussion during care where support can be offered and improvements can be achieved.

Conclusion: Although there are already some highly regarded scientific publications on the topic of sexuality and sexual function after spinal cord injuries, there is a great need for further research as well as established guidelines for care.

„Past attitudes that people with SCI[1] should be 'happy to be alive' and should 'learn to live without sexual pleasure' are outdated."

(Anderson et al., 2007, p.329)

„As health care professionals, it is our responsibility to help our patients achieve a healthy sexual balance. We can do this by first showing respect for our patient's background and second by providing basic age-appropriate sexual information for patients and their families. By providing sensitive education and showing availability to answer questions for our patients, we will be able to foster the development of satisfying, safe and healthy sexual practices throughout the lifespan , despite the presence of SCI/D[2]."

(Alexander Sipksi/Alexander, 2007, p.69)

---

[1] SCI= Spinal Cord Injury
[2] SCD= Spinal Cord Disorder

1 Einleitung

Die vorliegende Bachelorarbeit 2 beschäftigt sich mit der Frage „Können pflegerisch beratende Maßnahmen die sexuelle Rehabilitation von Patienten nach traumatischer Rückenmarksverletzung unterstützen?". Diese Arbeit wurde im Zuge des Bachelorstudienganges „Gesundheits- und Krankenpflege" verfasst. Als Grundlage diente die Bachelorarbeit 1, ein erweitertes Exposé, welches die Thematik „Beratung als Teilaspekt der Patientenedukation im Akutkrankenhaus durch die Pflege" behandelte.

Im Folgenden soll in das Thema hineingeführt und die aktuellen Problemstellungen beschrieben werden. Ebenfalls wird das Krankheitsbild „Rückenmarksverletzung" dargestellt und daraus resultierende Problematiken werden erörtert.

1.1 Problembeschreibung

Die Lebenserwartung der Menschen, sowie die Anzahl der chronischen Erkrankungen ist stetig im ansteigen. Die Veränderungen der Gesellschaft, der Demographie, sowie den Fortschritt im medizintechnischen Bereich und der Pharmazie liegt dem zugrunde (vgl. Suditu, 2001, S.16). Auch Menschen mit traumatischer Rückenmarksverletzung zählen zu dieser Patientengruppe. Mittlerweile ist die Lebenserwartung Rückenmarksverletzter, auch durch die immer besser werdende medizinische Versorgung, nahezu gleich wie jene von gesunden Menschen (vgl. Whiteneck et al. 1993; zitiert nach Williams, 2005, p.161). Laut Wyndaele und Wyndaele (2006, p.525) wird in Europa jährlich im Durchschnitt mit 30 Neuerkrankungen pro Millionen Einwohnern gerechnet. Als häufigste Ursache dafür gelten

Verkehrsunfälle, oftmals unter Beteiligung von Alkohol (vgl. Bonse, 2010, S.324). Diese Zahl wird auch zukünftig tendenziell ansteigen, da weltweit eine zunehmende Motorisierung zu erkennen ist.

Die Pflege stößt auf die Problematik, dass die Patienten, welche die Diagnose Rückenmarksverletzung erhalten, auf eine Vielzahl neuer Aufgaben treffen. Das Gehen wieder bestmöglich zu erlernen, Blasen- und Darmfunktion zu kontrollieren, sowie Arm- und Handfunktion zu verbessern, zählen zu den Hauptprioritäten nach der Verletzung (vgl. Anderson et al., 2007, p.329). Den Betroffenen fehlt es jedoch an Information und Erfahrung um diese unmittelbare Situation zu bewältigen (vgl. Williams, 2008, p.175).

Folglich spielt vor allem die Beratung eine wesentliche Rolle im Bewältigungsprozess nach Rückenmarksverletzung, um die Lebensqualität der Betroffenen zu verbessern. Im Vordergrund der Rehabilitation stehen die bestmögliche funktionelle Genesung, die Wiederherstellung von Blasen- und Darmfunktion, das Entgegenwirken von Autonomer

Dysreflexie [3] , die Verbesserung von Arm- und Handfunktion (vgl. Hess/Hough, 2012, p.214) sowie die Behandlung von Schmerzen. Simpson et al (2012, p.1551) haben in ihrem systematischen Review beschrieben, dass für Betroffene neben den oben genannte Aspekten, die Sexualität ebenfalls hohe Priorität für die Gesundheit hat und maßgeblich zur Lebensqualität beiträgt. Die an sich schon beträchtliche Veränderung des Lebens durch die Verletzung kann durch sexuelle Problematiken zusätzlich verstärkt werden, da jede Einschränkung der Sexualität als massiver Eingriff in die körperliche Integrität verspürt wird.

---

[3] Autonome Dysreflexie ist eine anormale Antwort des Sympathikus auf Impulse unterhalb des Verletzungsniveaus, zum Beispiel eine überfüllte Blase. Symptome sind ein Hitzegefühl, Gesichtsrötung und ein lebensbedrohlicher Anstieg von Puls und Blutdruck. Sie tritt ausschließlich bei einer Verletzung oberhalb des achten Brustwirbels auf (vgl. Haas, 2012a, S.60).

Daher spielt die Sexualität eine wesentliche Rolle in der ganzheitlichen Rehabilitation von Patienten (vgl. Kendall et al, 2003, p.49).

Ziele der Pflege sollen sein

- Negative Auswirkungen der Beeinträchtigung zu minimieren
- Die volle Anteilnahme der Patienten an ihrer Gesundheit zu fördern
- Das Wohlbefinden des Einzelnen weitgehend zu maximieren (vgl. Simpson et al, 2012, p.1551)

Somit ist die Sexualität eine Thematik die ebenfalls Beachtung finden muss.

Hierbei ist es nun notwendig zu definieren was unter dem Begriff „Sexualität" in dieser Arbeit verstanden wird. Der Begriff wird vom Lateinischen „*secare*" abgeleitet, was so viel wie schneiden, trennen oder unterscheiden bedeutet und stammt aus der Biologie. Sexualität ist laut Kleinevers (2004, S.14) ein komplexes Phänomen und umfasst eine Vielzahl an Aspekten. Zugrunde liegt ein Sexualtrieb, auch als „Libido" bezeichnet, der sich individuell ausdrückt, ein Ziel der Sexualität ist die Befriedigung dieses natürlichen Triebes. Die Sexualität hat aber auch eine psychische, soziale und emotionale Rolle. Sie findet Anwendung im Ausdruck von Liebe, Sinnlichkeit und Intimität und stellt einen wertvollen Bereich für das persönliche Glück dar. Daher kann die Sexualität nicht mit dem körperlichen Akt gleichgesetzt werden, gerade für Menschen mit Rückenmarksverletzung ist es wichtig zu verstehen, dass mehr als nur Genitale- und motorische Funktionen dazu gehören um ein befriedigendes Sexualleben zu haben (vgl. Harrison et al., 1995, p.687). Weiters ist nicht zu vergessen, dass es ohne Sexualität keine Fortpflanzung gibt. Zuletzt ist noch zu erwähnen, dass die Sexualität ein Lernprozess ist und das Resultat sozialer Interaktion darstellt (vgl. Kleinevers, 2004, S.13ff).

Das Krankheitsbild der Rückenmarksverletzung beschreibt sich durch eine komplette oder partiale Verletzung, welche motorische, sensible und vegetative Ausfälle in und unter der Läsionshöhe mit sich bringt (vgl. Haas, 2012a, S.30). Das tatsächliche Ausmaß der Ausfälle hängt vom Verletzungsniveau und der Vollständigkeit der Verletzung ab. Bei völliger Durchtrennung des Rückenmarks kommt es zu kompletten sensorischen und motorischen Ausfällen unterhalb der Verletzung. Tritt die Verletzung im Brust-, Lumbal- oder Sakralbereich ein, geht diese mit Lähmungserscheinungen der unteren Extremitäten einher, dies wird als Paraplegie bezeichnet. Bei einem höheren Verletzungsniveau, im Bereich der Halswirbelsäule, können auch die oberen Extremitäten mit betroffen sein, es wird von einer Tetraplegie gesprochen (vgl. Durcharme/Gill, 2006, S.17). Abbildung 1 zeigt welche Zonen des Körpers ab dem Verletzungsniveaus des Rückenmarks betroffen sind.

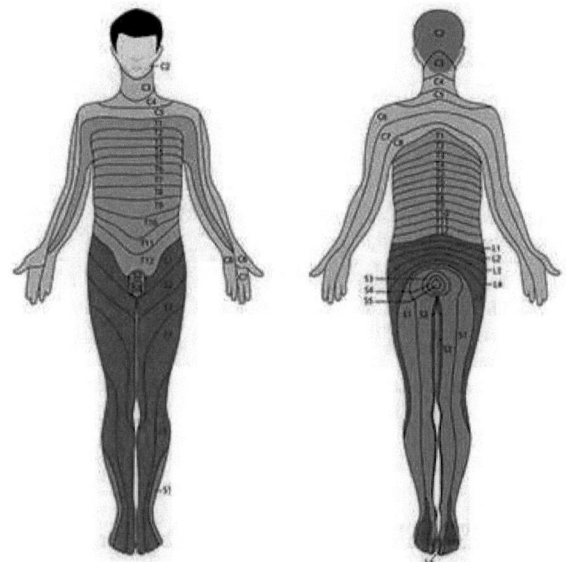

Abbildung 1: Läsionshöhe
(vgl. Formen der Querschnittlähmung, Manfred-Sauer-Stiftung, 2014)

Abschließend muss in der Problemstellung noch definiert werden, was Beratung dezidiert bedeutet und warum Pflege diese ausführen kann.

Beratung wird als ein Problemlösungsprozess gesehen, der zum Ziel hat, dem Patienten eine zufriedenstellende Lebensweise und Lebensqualität zu ermöglichen. Engel (2005, S.163) beschreibt die Ziele von Beratung durch die Pflege unter anderem als *„Erschließung externer und interner Ressourcen zur Bewältigung gesundheitlicher Probleme* [...] *das Stärken der Selbstbestimmung des Patienten"* und *„die Stärkung der Partizipation"* (Brinkmann-Göbel, 2001; zitiert nach Engel, 2005, S.163). Patienten sollen demnach dazu befähigt werden, Probleme zu erkennen und darauf reagieren zu können, Gesundheitskompetenz zu entwickeln und Entscheidungen zu treffen.

Pflegepersonen sind stete Begleiter nach einer Rückenmarksverletzung, von der Erstversorgung über die Zeit der Rehabilitation bis zur lebenslangen Nachsorge beraten sie, koordinieren umfassende Prozesse und leiten an. Durch den häufigen Kontakt und die alltägliche Versorgung sind Pflegepersonen für Patienten die ersten Ansprechpartner für ihre Fragen (vgl. Haas, 2012b, S.450). Dadurch können sie eine professionelle Pflegebeziehung zum Patienten aufbauen. Aufgrund des gewonnenen Vertrauens und des intensiven Kontaktes mit den Patienten eignen sich Pflegepersonen als Hauptbezugspersonen im Bewältigungsprozess des Patienten (vgl. Abt-Zegelin, 2012, S.239).

1.2 Ziele der Arbeit

„In der Rehabilitation selbst ist das Thema Sexualität noch immer ein Tabu-Thema" (Ducharme/Gill, 2006, S.12). Auch Kleinevers (2004, S.19ff) beschreibt, dass *„Die weitgehende Ignoranz der Pflege, bzw. der Pflegenden gegenüber der Sexualität alter, kranker und behinderter Menschen[...]"* und *„[...] die Verdrängung der Sexualität gleichzeitig zu ihrer ständigen Präsenz führte".*

Ein wesentliches Ziel dieser Bachelorarbeit soll es demnach sein, die Sexualität nach Rückenmarksverletzung, als ein Tabu-Thema in der Pflege, in den Vordergrund zu stellen. Es soll beschrieben werden wie sich die Erkrankung auf die Sexualität der Betroffenen auswirkt. Dies soll die physische, psychische und emotionale Ebene mit einbeziehen. Viele Menschen die im Bereich der Gesundheits- und Krankenpflege tätig sind, wissen nicht was es bedeutet unter einer Rückenmarksverletzung zu leiden und damit leben zu müssen. Sie sehen Menschen im Rollstuhl, kennen und verstehen aber nicht die Probleme mit denen sie noch lernen müssen umzugehen. Hier soll vor allem das Verständnis für die beeinträchtigte Sexualität verstärkt werden. Es soll aufgezeigt werden wie sich Menschen nach der Diagnose fühlen wenn es um ihre Sexualität geht, welche Fragen sie sich stellen und wie sie sich wünschen, dass sie dabei unterstützt werden. Pflegepersonen wissen oft zu wenig um beraten zu können, Auskunft zu geben und adäquat auf Fragen bezüglich der Sexualität zu reagieren. Fronek et al (2005, p.52) haben Wissensdefizit, Unwohlsein und die Haltung der Mitarbeiter gegenüber der Sexualität als Hauptgründe dafür identifiziert, dass sexuelle Belange nicht angesprochen oder sogar vermieden werden. Auch Patienten haben die Wahrnehmung, dass Gespräche über sexuelle Probleme aufgrund von ausweichendem Verhalten, Unbehagen,

Körpersprache und der Persönlichkeit des Personals nicht stattfinden können (vgl. Fronek et al, 2005, p.52). Die Arbeit soll demnach die Pflege auf die benannte Thematik in der Praxis aufmerksam machen und dazu führen, dass die Sexualität nach traumatischer Rückenmarksverletzung aktiv wahrgenommen und reflektiert wird damit folglich professionelle, ganzheitliche Pflege geboten werden kann.

2 Methodik

Dieses Kapitel der Arbeit zeigt, wie die verwendete Literatur gesucht und gefunden wurde.

Wie bereits zuvor bei der Bachelorarbeit 1 wurde im Rahmen dieser Arbeit eine systematische Literaturrecherche durchgeführt. Bei der Recherche für die vorangegangenen Arbeit wurde bereits Literatur zur bestehenden Thematik gefunden, welche auch für die Bachelorarbeit 2 verwendet werden konnte. Um umfassendere Informationen zur Erkrankung der Rückenmarksverletzung in Bezug auf die Sexualität zu erlangen, musste eine erneute Literaturrecherche durchgeführt werden.

Um Grundlagenwissen über die Erkrankung zu erwerben wurde in der Bibliothek des Campus Rudolfinerhaus in Wien nach Basisliteratur gesucht. Diese zählt nicht zur wissenschaftlichen Literatur, konnte aber herangezogen werden um einen allgemeinen Einblick ins und einen guten Überblick über das Thema zu erhalten.

Anschließend wurde die Suche auf wissenschaftliche, aktuelle und pflegerelevante Literatur ausgeweitet. Gesucht wurde in den elektronischen Datenbanken CINAHL, PubMed, bibnet.org sowie in der Zeitschriftenbibliothek des Campus Rudolfinerhaus. Entnommen wurden passende Studien, die auch im Volltext erhältlich waren. Um in den

Datenbanken zu Literatur zu gelangen wurden unter anderem folgende Suchbegriffe in verschiedenen Kombinationen eingegeben. „Spinal cord injury", „Rückenmarksverletzung", „counseling", „counselling", „Beratung", „Quality of life", „sexuality", „Sexualität", „Rehabilitation". Es wurden sowohl deutsche als auch englische Begriffe verwendet um den internationalen Stand der Literatur so weit als möglich abzudecken.

Auch mittels der Berrypicking-Methode wurde eine beträchtliche Anzahl an aussagekräftigen Quellen gefunden. Unter dieser Methode wird verstanden, dass die gewählte Thematik systematisch durchsucht wird und man sich *„durch die gefundene Literatur inspirieren lässt und dadurch immer wieder auf neue Fundgebiete stößt"* (Kleibel/Mayer, 2005, S.173f). Dies soll meinen, dass unter anderem Literaturverzeichnisse von bereits gewählten Quellen genauer betrachtet werden, so können weitere passende Quellen, mit neuen Details, gefunden und/oder Anregungen für die weitere Suche geholt werden.

Die Erkenntnisse, welche durch die Basisliteratur erlangt werden konnten, wurden für die Literaturrecherche als Basis für Ein- und Ausschlusskriterien herangezogen. Als inhaltliche Variablen wurden die Gesundheits- und Krankenpflege, Psychologie, Patientenberatung und die Rehabilitation gewählt, da diese Gebiete wesentliche Aspekte zur Thematik der Arbeit beinhalten und Informationen zur Beantwortung der Fragestellung liefern können. Durch den Ausbildungsschwerpunkt der „Allgemeinen Gesundheits- und Krankenpflege" wurde in der Literaturrecherche die Bevölkerungsgruppe auf Patienten mit traumatischer Rückenmarksverletzung ab dem 19. Lebensjahr eingegrenzt, da diese auch die zentrale Patientengruppe in der Praxis darstellt. Der Fokus des Settings wurde auf stationär aufgenommene Patienten gelegt, entweder in einem Akutspital oder in einer

Langzeitpflegeeinrichtung, wie zum Beispiel ein Rehabilitationszentrum. Zum gewählte Kulturraum zählen die westlichen Industriestaaten, da Rückenmarksverletzungen in diesen bereits vielfältig beforscht wurden und durch die kulturellen Parallelen mit Österreich am ehesten zu vergleichen sind. Aufgrund der Sprachkenntnisse der Studierenden, wurde ausschließlich deutsch- und englischsprachige Literatur verwendet. Um den aktuellen Stand der Forschung abzudecken wurde der Zeitraum der Veröffentlichung der Publikationen auf 2000-2014 limitiert. In der nachfolgenden Abbildung 2, werden die eben genannten Kriterien zusammenfassend dargestellt.

	Einschlusskriterien	Ausschlusskriterien
Inhaltliche Variablen und Phänomene:	Gesundheits- und Krankenpflege, Psychologie, Patientenberatung, Rehabilitation	-
Bevölkerungsgruppe:	Patienten mit traumatischer Rückenmarksverletzung ab dem 19. Lebensjahr	Kinder, Angehörige, psychiatrische Patienten
Setting (Umgebung):	Akutspital, Langzeitpflegeeirichtung,	Hospiz, Hauskrankenpflege
Publikationsarten:	Systematische Reviews, Einzelstudien	-
Zeitraum:	2000 – 2013	Publikationen vor 2000
Sprache:	Deutsch, Englisch	andere Sprachen
Kulturraum:	westliche Industriestaaten	-

Abbildung 2: Übersicht der Ein- und Ausschlusskriterien (eigene Darstellung)

14

Um möglichst aussagekräftige Informationsquellen zu wählen, wurden die gefundenen Publikationen anhand der Evidenz – Hierarchie nach DiCenso et al. bewertet.

An der Spitze der Pyramide stehen für die Praxis wissenschaftlich zusammengefasste Entscheidungshilfen, wie zum Beispiel Leitlinien und Expertenstandards. Die nächsten Ebenen beinhalten systematische Zusammenfassungen und wissenschaftliche Einzelstudien. Nicht wissenschaftliche Quellen, wie Zeitschriftenartikel und Bücher, bilden die unterste Ebene der Pyramide (vgl. Kleibel/Smoliner, 2012, S.29f). Ebenso wurde das EMED-Format zur Qualitätseinschätzung verwendet. Dies beschreibt, dass die Einleitung, die Methode, die Ergebnisse und die Diskussion die Schwerpunkte einer Forschungsarbeit sind (vgl. Mayer, 2007, S.323).

Anhand der oben beschriebenen Ein- und Ausschlusskriterien wurden sechzehn wissenschaftliche Publikationen ausgewählt, die für die Beantwortung der Fragestellung und Darstellung der Ergebnisse herangezogen wurden. Diese Quellen haben alle die chronische Erkrankung der Rückenmarksverletzung als Basis und beziehen sich individuell unter anderem auf die Sexualität, Lebensprioritäten, mentale Gesundheit, Erlebnisse und Erfahrungen sowie Bedürfnisse und wie Pflegepersonen oder anderes medizinisches Personal diese erfüllen können. Es wurde ersichtlich, dass es im deutschsprachigen Raum keinerlei Forschungsarbeiten zur Thematik „Rückenmarksverletzung und Sexualität" gibt. Des weiteren wurden vor allem sexuelle Funktionsstörungen nach der Verletzung des Rückenmarks beforscht, der Fokus auf das Erleben, die Bedürfnisse und Wünsche, betreffend der Sexualität, bleibt noch im Hintergrund.

Zu erwähnen ist, dass die Forschungsarbeiten von Westgren und Levi (1999) sowie Harrison et al. (1995) vor 2000 veröffentlicht wurden, was sie aufgrund der Ausschlusskriterien nicht mit einbezogen hätte. Da diese jedoch thematisch und inhaltlich für die Beantwortung der Fragestellung sehr wertvoll sind wurden sie dennoch mit eingeschlossen. Überdies stammt die Studie von Chen und Boore (2007) aus Taiwan, was nicht zum Kulturraum der westlichen Industriestaaten zählt. Diese wurde ebenfalls aufgrund ihrer zentralen inhaltlichen Aussagen, der Aktualität und allgemeinen Auslegbarkeit der Thematik mit inbegriffen.

Beurteilt anhand der beschriebenen Evidenz – Hierarchie kann eine Studie an der Spitze der Pyramide angesiedelt werden. Sechs Studien werden der nächsten Ebene, den systematischen Zusammenfassungen untergeordnet sowie neun Studien zählen zu den wissenschaftlichen Einzelstudien.

Die folgende Abbildung 3 stellt die Ergebnisse der Literaturrecherche im Überblick dar. Diese Forschungsarbeiten dienen zur Beantwortung der Fragestellung.

2.1 Ergebnisse der Literaturrecherche

AutorInnen, bibliographische Angaben	Jahr	Personengruppen, Setting (Umfeld)	Inhalt, bzw. Ziel	Methode, Studiendesign	Land
Hess,Marika J./ Hough, Sigmund: **Impact of spinal cord injury on sexuality: Broad-based clinical practical application**. In: The Journal of Spinal Cord Medicine, Vol.35, No.4, p.211-218.	2012	Patienten mit Rückenmarks-verletzung	Effekt einer Rückenmarksverletzung auf das Erreichen von physischer und emotionaler Intimität, sowie die Steigerung sexueller Fähigkeiten und der Lebensqualität	Review	USA
Simpson, Lisa A et al.: **The health and life priorities of individuals with spinal cord injury: A systematic review**. In: Journal of Neurotrauma, Vol.29, p.1548-1555, doi:10.1089/neu.2011.2226.	2012	Patienten mit Rückenmarks-verletzung	Identifizieren der Lebens- und Gesundheitsprioritäten, welche die Lebensqualität von Rückenmarksverletzten steigern	Review	Kanada
Ducharme, Stanley et al.: **Sexuality and Reproductive Health in Adults with Spinal Cord Injury. A Clinical Practice Guideline for Health-Care Professionals**. In: The Journal of Spinal Cord Medicine, Vol.33, No.3, p.281-336.	2010	Patienten mit Rückenmarks-verletzung	Leitlinie um benötigte Informationen an Menschen mit Rückenmarksverletzung zu kommunizieren	International Guideline	USA
Ostrander, Noam: **Sexual Pursuits of Pleasure Among Men and Women with Spinal Cord Injuries**. In: Sexuality and Disability, Vol.27, p. 11-19, doi:10.1007/s11195-008-9103-y.	2009	Patienten mit Rückenmarks-verletzung	Subjektive Erfahrungen der sexuellen Intimität von Männern und Frauen mit Rückenmarksverletzung und deren Partnern	Review	USA

17

Quelle	Jahr	Population	Inhalt	Studientyp	Land
Migliorini, Christine et al.: **Spinal cord injury and mental health**. In: Australian and New Zealand Journal of Psychiatry, Vol.42, No.4, p.309-314.	2008	Patienten mit traumatischen und nicht-traumatischen Rückenmarks-verletzungen	Befragung der Patienten zur Evaluierung der mentalen Gesundheit, betreffend Depression, Angst, Stress und posttraumatischem Belastungssyndrom	Quantitative Studie	Australien
Chen, Hsiao-Yu/ Boore, Jennifer R.P.: **Establishing a super-link system: spinal cord injury rehabilitation nursing.** In: Journal of Advanced Nursing, Vol.57, No.6, p.639-648.	2007	Patienten mit Rückenmarks-verletzung, Angehörige und Pflegepersonen in einer Rehabilitations-einrichtung	Bedürfnisse von Patienten mit Rückenmarksverletzungen und deren Angehörigen, sowie Strategien wie die Pflege diese erfüllen kann	Qualitative Studie	Taiwan
Alexander Sipski, Marcalee / Alexander, Craig J.: **Recommendations for Discussing Sexuality After Spinal Cord Injury/ Dysfunction in Children, Adolescents, and Adults.** In: The Journal of Spinal Cord Medicine, Vol.30, No.1, p.65-70.	2007	Kinder, Jugendliche und Erwachsene mit Rückenmarks-verletzung	Anbieten eines Rahmenkonzeptes für sexuelle Aufklärung nach Rückenmarksverletzung	Review	USA
Anderson, KD et al.: **The impact of spinal cord injury on sexual function: concerns of the general population.** In: Spinal Cord, Vol.45, No.5, p.328-337.	2007	Patienten mit Rückenmarks-verletzung	Informationen über sexuelle Funktionsstörungen nach Rückenmarksverletzung	Web-based survey	USA
Wyndaele, W./ Wyndaele.J-J.: **Incidence, prevalence and epidemiology of spinal cord injury: what learns a worldwide literature survey?** In: Spinal Cord, Vol.44, p.523-529, doi:10.1038/sj.sc.3101893.	2006	Patienten mit Rückenmarks-verletzungen	Inzidenz, Prävalenz und Epidemiologie von Rückenmarksverletzungen	Review	Belgien

Quelle	Jahr	Stichprobe	Ziel	Studientyp	Land
Fronek, Patricia et al.: **The Effectiveness of a Sexuality Training Program for the Interdisciplinary Spinal Cord Injury Rehabilitation Team.** In: Sexuality and Disability, Vol.23, No.2, p.51-63.	2005	Angestellte eines Betriebes für Akutversorgung und Erstrehabilitation für Rückenmarksverletze	Prüfung der Effektivität eines Trainingsprogrammes zur Verbesserung von Wissen, Komfort und Einstellungen bezüglich der Sexualität von Rückenmarksverletzen	Qualitative Studie	Australien
Leibowitz, Ruth Q.: **Sexual Rehabilitation Services after Spinal Cord Injury: What Do Women Want?**. In: Sexuality and Disability, Vol.23, No.2, p.81-107.	2005	Frauen mit traumatischer Rückenmarks-verletzung stationär aufgenommen	Untersuchung und Beschreibung von Erlebnissen und Befürchtungen bezüglich stationärer sexueller Rehabilitation	Qualitative Studie	USA
Singh, Roop/ Sharma, Sansar C.: **Sexuality and Women with Spinal Cord Injury.** In: Sexuality and Disability, Vol.23, No.1, p.21-33.	2005	Patienten nach traumatischer Rückenmarks-verletzung	Evaluierung sexueller Themen von Frauen mit Rückenmarksverletzung, für eine Verbesserung des Management und der Rehabilitation	Qualitative Studie	USA
Kendall, Melissa et al.: **The Development of a Scale to Assess the Training Needs of Professionals in Providing Sexuality Rehabilitation Following Spinal Cord Injury.** In: Sexuality and Disability, Vol.21, No.1, p.49-64.	2003	Personal im Bereich von sexueller Rehabilitation nach Rückenmarks-verletzung, größtenteils Pflegepersonen	Entwicklung eines Messwerkzeuges für die Ausbildungsbedürfnisse von Personal	Quantitative Studie	Australien

Estores, Irene M.: **The consumer's perspective and the professional literature: What do persons with spinal cord injury want?**. In: Journal of Rehabilitation Research and Development, Vol.40, No.4, p.93-98.	2003	Patienten mit Rückenmarks-verletzungen	Interessen und Bedenken von Personen mit Rückenmarksverletzungen	Review	USA
Westgren, Ninni/ Levi, Richard: **Sexuality After Injury: Interviews with Women After Traumatic Spinal Cord Injury**. In: Sexuality a Disability, Vol.17, No.4, p.309-319.	1999	Frauen mit Rückenmarks-verletzungen	Beleuchten der sexuellen Erfahrungen von Frauen nach traumatischer Rückenmarksverletzung	Qualitative Studie	Schweden
Harrison, J. et al.: **Factors associated with sexual functioning in women following spinal cord injury**. In: Paraplegia, Vol.33, p.687-692, doi:10.1038/sc.1995.144.	1995	Frauen mit Rückenmarks-verletzungen	Neuerliches Thematisieren von vernachlässigten Fragen bezüglich der Sexualität von Frauen mit Rückenmarksverletzung	Quantitative Studie	Großbritannien

Abbildung 3: Literaturüberblick (eigene Darstellung)

3 Ergebnisse

In diesem Kapitel der Arbeit werden die Ergebnisse der Literaturrecherche inhaltlich zusammengefasst dargestellt. Es wurde versucht in Unterkapitel zu gliedern und jeweilige Interventionen durch die Pflege aufzuzeigen. Das Kapitel dient zur Beantwortung der präsentierten Fragestellung.

Sexualität allgemein als Thematik anzusprechen ist für eine Vielzahl an Menschen äußerst heikel (vgl. Haas, 2012a, S.319). Sexuelle Belastung und Befriedigung von Menschen mit Behinderung finden sogar erst seit den 70er Jahren Anklang in ersten öffentlichen Publikationen (vgl. Ducharme/Gill, 2006, S.9). Es ist folglich eine Angelegenheit, die häufig versucht wird zu vermeiden. Leibowitz (2005, p.91) berichtet in ihrer Studie darüber, dass sich die allgemeine Menschheit unwohl fühlt über Sexualität zu sprechen. Jedoch muss der Aspekt betrachtet werden, wie unbehaglich sich Menschen nach Rückenmarksverletzung fühlen, die während ihrer zahlreichen Krankenhausaufenthalte keinerlei Information oder Beratung erhalten haben und alles alleine herausfinden müssen. Daher sind sexuelle Rehabilitationsinterventionen zwingend notwendig (vgl. Ostrander, 2009, p.17). Nach Singh und Sharma (2005, p.31) wurde der Bedarf dafür bereits seit längerem erkannt, das Gesundheitspersonal hat nur bisher die Verantwortung für diese Versorgung nicht ausreichend wahrgenommen.

Patienten sind, wie in allen Bereichen des Lebens, sehr individuell was ihre Sexualität betrifft. Nach Ostrander (2009, p.13f) gibt es Rückenmarksverletzte, bei denen die Sexualität erst etwa sechs Monate nach der Entlassung aktuell wird, auf der anderen Seite gibt es aber auch jene, welche in den ersten Momenten nach dem Ereignis über ihre Sexualität nachdenken. Auch Westgren und Levi (1999, p.311) beschreiben frühe Gedanken an Sex, vor allem rücken viele Fragen in den Vordergrund, die jedoch häufig nicht beantwortet werden. Viele der Betroffenen geben an, dass Sexualität während ihrer Krankenhausaufenthalte nie zum Thema wurde und sie empfanden dies als nicht hilfreich für ihre ganzheitliche Rehabilitation (vgl. Harrison et al., 1995, p.691).

Der Hauptgrund warum die Sexualität weiter verfolgt werden will ist, weil die sexuelle Intimität im Leben gebraucht wird. Auch das Verlangen nach Sex , ein gesteigerter Selbstwert sowie Neugierde nach intimen körperlichem Kontakt nach der Verletzung sind weitere Gründe warum sich Rückenmarksverletzte für die Sexualität entscheiden (vgl.Anderson et al., 2007, p.332; Westgren/Levi, 1999, p.312).

3.1 Funktionsstörungen der Sexualorgane

Nach einer Rückenmarksverletzung kann es sowohl beim Mann, als auch bei der Frau zu Veränderung und Ausfällen der Sexualfunktionen kommen. Diese sind stark davon abhängig, auf welcher Höhe des Rückenmarks die Läsion stattgefunden hat und ob die Verletzung ein komplettes oder inkomplettes Ausmaß hat.

Veränderungen der Sexualfunktion beim Mann

Nach einer Rückenmarksverletzung kommt es häufig zu Veränderung der Erektionsfähigkeit, dies wird auch als erektile Dysfunktion bezeichnet. Hierbei besteht die Problematik darin, dass die Erektion des Penis oftmals nicht ausreichend für den Geschlechtsverkehr ist. Die Erektion kann nicht erreicht oder lange genug aufrechterhalten werden. Prinzipiell gilt, dass Männer die von einer spastischen Lähmung betroffen sind, bessere Chancen haben eine Erektion zu erreichen, als jene mit einer schlaffen Lähmung. Durch sexuelle Reize wird das männliche Genital gar nicht, oder nicht ausreichend steif, um dem Geschlechtspartner eingeführt zu werden. Erektionen dauern meist nur kurz an und lassen vor oder nach dem Eindringen wieder nach. Auch der Orgasmus des Mannes kann Veränderungen zeigen. Physiologisch treten beim Orgasmus rhythmische unwillkürliche Muskelkontraktionen auf, nach einer Rückenmarksverletzung können diese länger andauern und als nicht mehr angenehm empfunden werden. Ist die Läsionshöhe oberhalb des zwölften Brustwirbels, können vor dem Höhepunkt auch Spasmen in den Beinen auftreten. Nach einer Rückenmarksverletzung ist das Zusammenwirken der benötigten Nervenfasern beeinträchtigt, somit ist auch die Ejakulation betroffen, bei der eine komplexe Verknüpfung der Nerven benötigt wird. Daher kann es eventuell zu keinem Samenerguss kommen, oder er findet abgeschwächt, tropfenweise oder retrograd in die Harnblase statt. Dies kann dann eintreten, wenn der Blasenverschluss durch den Muskel nicht vollständig funktioniert (vgl. Haas, 2012a, S.321f). Trotz der Verletzung des Rückenmarks und der damit verbundenen Absenz und Veränderung der genitalen Empfindungen (vgl. Ostrander, 2009, p.17) kann es Männern, unwesentlich mit welcher Läsionshöhe, möglich sein einen Orgasmus zu empfinden. Dies ist individuell vom Grad der Verletzung abhängig (vgl. Haas, 2012a, S.322). Der Höhepunkt wird von Männern auch als psychischer Orgasmus beschrieben, der ein vermeintliches Ergebnis aus einer *„Kombination von Phantasie, Erinnerungen an frühere Orgasmen und der erregenden sexuellen Situation"* (Ducharme/Gill, 206, S.93) sein kann. Auch Männer mit Rückenmarksverletzung können einen Kinderwunsch haben und prinzipiell ist es auch möglich diesen zu erfüllen. Nach der Verletzung ist die Qualität der Spermien in den meisten Fällen verringert, was die Fertilität rückenmarksverletzter Männer jedoch herabsetzt (vgl. Haas, 2012a, S.323).

Veränderungen der Sexualfunktion bei der Frau

Auch bei Frauen können nach einer Rückenmarksverletzung, ebenfalls abhängig von der Läsionshöhe, Einschränkungen der Sexualfunktionen auftreten. Bei Männern stellt die erektile Dysfunktion eine vorrangige Problematik dar, daher können auch bei Frauen die Merkmale der sexuellen Erregung abgeschwächt, oder gar nicht auftreten. Bei einer hohen Läsion ist es möglich, durch direkte Stimulierung der Vagina eine Reflexlubrikation auszulösen und somit eine Befeuchtung des Genitals zu bewirken. Ist die Läsion jedoch auf einem tiefen Niveau, ist keine Reflexlubrikation erreichbar, in diesem Fall kann eine Befeuchtung durch psychogene Erregung möglich sein. Wie auch beim männlichen Geschlecht kann die Empfindung des Orgasmus vollständig erhalten oder reduziert sein, sowie gänzlich ausbleiben, da die Nervenreizleitung nicht mehr ausreichend funktionsfähig ist. Ähnlich wie beim Mann können Spasmen der unteren Extremitäten mit dem sexuellen Höhepunkt einher gehen (vgl. Haas, 2012a, S.327f). Frauen bezeichnen ihn als „Para-Orgasmus", was eine *„Kombination aus körperlicher Empfindung, emotionalen Reaktionen, Erinnerungen, Phantasien und visuellen und/oder auditiven Stimulationen"* (Ducharme/Gill, 2006, S.94) beschreibt. Der Orgasmus verliert seinen Fokus auf die Genitalien und wird als eine ganzheitliche Körpererfahrung, mit ganz eigener Qualität, gesehen (vgl. Ducharme/Gill, 2006, S.94). Bei Frauen kann nach einer traumatischen Rückenmarksverletzung die Menstruation ausbleiben, diese setzt aber in der Mehrheit der Fälle sechs Monate nach der Verletzung wieder ein (vgl. Hess/Hough, 2012, p.215). Frauen können folglich, trotz der Rückenmarksläsion, problemlos schwanger werden und einen ganz natürlichen Schwangerschaftsverlauf haben (vgl. Leibowitz, 2005, p.90). Auch die Geburt kann trotz der mutmaßlichen

Unmöglichkeit der Frau aktiv mitzupressen, spontan ablaufen. Dies ist aufgrund des autonomen Reizleitungssystems des Uterus möglich. Da die Beckenboden- und Bauchmuskulatur häufig komplett entspannt ist, kann dies die Entbindung sogar erleichtern. Eine Rückenmarksverletzung ist daher keine Indikation für eine geplante Sectio[4] (vgl. Haas, 2012a, S.329).

Veränderungen beide Geschlechter betreffend

Durch eine traumatische Rückenmarksverletzung kann es ferner auch zu einem hormonellen Wandel kommen, welcher die Funktion sowie das sexuelle Verhalten von Männern und Frauen beeinflussen kann.
Ein erhöhter Prolaktin[5] Gehalt konnte im Blut nachgewiesen werden. Bei Männern mit Rückenmarksläsion konnte ein häufigeres Vorkommen von Testosteronmangel[6] beobachtet werden. Dieser niedrige Testosteron-spiegel ist abhängig von der Schwere und der Dauer der Verletzung (vgl. Hess/Hough, 2012, p.215).

Interventionen der Pflege

Wie bereits beschrieben ist die Sexualität häufig ein sehr heikles Thema für Pflegeperson als auch für den Patienten. Möglicherweise sind Betroffene während ihrer stationären Aufenthalte noch nicht bereit für sexuelle Beratung. Auch wenn Informationen nicht gesucht werden, sollten Patienten auf den Einfluss der Rückenmarksverletzung auf die

---

[4] Sectio = Kaiserschnitt

[5] Prolaktin zählt zu den Hormonen der Hypophyse. Die wichtigste Funktion ist die Förderung der Muttermilchbildung bei der Frau, beim Mann ist es wahrscheinlich für die Ermüdung nach dem Orgasmus verantwortlich. Die Bestimmung des Hormons im Blut ist für die Fertilitätsdiagnostik erforderlich (vgl. Bundesministerium für Gesundheit, 2013a, Stand vom 05.05.2014).

[6] Testosteron ist das wichtigste männliche Sexualhormon und wird im Hoden gebildet. Es ist für die Pubertät, den Knochen- und Muskelwachstum, sowie den Geschlechtstrieb verantwortlich. Es wird ebenfalls zur Fertilitätsdiagnostik bestimmt (vgl. Bundesministerium für Gesundheit, 2013b, Stand vom 05.05.2014).

Sexualfunktionen aufmerksam gemacht werden, um folglich auf auftretende Fragen reagieren zu können (vgl. Alexander Sipski/Alexander, 2007, p.65). Pflegende können Gespräche anbieten, hierbei ist es wichtig einzuschätzen, wie viel Information gewünscht und benötigt wird. Es gilt als Voraussetzung über die Vorinformationen, sowie das allgemeine Interesse an der Sexualität des Betroffenen bescheid zu wissen (vgl. Haas, 2012a, S.323). Als Basis der Kommunikation dient eine offene Diskussion, die es dem Patienten ermöglicht einen persönlichen Zugang zu sexueller Beratung zu finden. Offene Fragen ermöglichen ein laufendes Gespräch, in dem der Patient seine Sicht artikulieren kann. Pflegepersonen sollen Betroffene dazu ermutigen eine aktive Rolle in der Informationsbeschaffung, im Zusammenhang mit der Sexualität, zu übernehmen(vgl. Ducharme et al., 2010, p.293f). Bei pflegerischen Interventionen, betreffend der Funktionsstörungen der Sexualorgane, spielt vor allem die Informationsweitergabe eine vorrangige Rolle. Um nach einer Rückenmarksverletzung ein erfülltes Sexualleben zu erlangen, ist es notwendig zu verstehen, welche Veränderungen im eigenen Körper ablaufen. Männer werden darüber informiert, welche Möglichkeiten bestehen, einer erektile Dysfunktion entgegenzuwirken, Frauen werden ebenfalls darüber aufgeklärt, wie sie sexuelle Erregung und allenfalls Lubrikation erreichen können (vgl. Ducharme et al., 2010, p.323). Die Darstellung des Potentials, neue beziehungsweise andere erogene Zonen am Körper zu entdecken, die zu sexueller Stimulation führen können, ist wesentlich, aber auch, dass die Dauer bis zur Erregung oder sogar zum Orgasmus deutlich verlängert werden kann. Betroffene sollten beginnen sich mit dem Gedanken auseinander zu setzen, dass sexuelle Aktivität nicht zwingend in einem Orgasmus enden muss (vgl. Ducharme et al., 2012, p.320). Vor allem wenn Patienten stationär noch nicht zugänglich sind für sexuelle Beratung und Information ist es erforderlich, dass sie vor der Entlassung ausreichend Wissen über verfügbare Dienste erlangen (vgl. Ducharme, 2010, p.321). Zum Beispiel im Allgemeinen Krankenhaus Wien, auf der Universitäts Frauenklinik, gibt es ein spezielles Angebot für Sexualberatung für Menschen mit Behinderung. Bei dieser Anlaufstelle besteht die Möglichkeit über Sexualität und Wünsche zu sprechen, wesentlich ist, dass Ängste und Befürchtungen ernst genommen werden (vgl. Österreichische Gesellschaft für Familienplanung, 2013). Da es sich bei der Sexualität um ein schambesetztes Thema handelt, ist es sinnvoll zu erfragen, ob die angesprochene Information auch verstanden wurde, da Betroffene häufig, um peinliche Situationen zu vermeiden, nicht nachfragen (vgl. Haas, 2012a, S.323).

3.2 Sexualität und auftretende Problematiken

Sexuelle Aktivitäten können vielfach Auslöser für verschiedene physische Problematiken sein, wie Blasen- und/oder Darminkontinenz, Autonome Dysreflexie, Spasmus sowie Hautverletzungen und Schmerzen.

3.2.1 Körperliche Problematiken

Blase/Darm

Laut Westgren und Levi (1999, p.317f) beschreiben Betroffene die veränderte Blasen- und Darmfunktion als jene Konsequenz der Erkrankung, welche die Sexualität am stärksten behindert. Rückenmarksverletzungen gehen größtenteils mit verringerten Blasen- und Darmempfindungen einher. Sie besitzen keine oder wenig willentliche Kontrolle, was zur Inkontinenz führen kann (vgl. Hess/Hough, 2012, p.214). Die unter Umständen auftretende Inkontinenz während sexueller Aktivitäten beeinflusst die Bereitwilligkeit der Betroffenen, sich in jenen Angelegenheit zu engagieren. Jedoch vermindern Probleme mit der Blase oder dem Darm nicht die Suche nach sexuellem Kontakt (vgl. Anderson et al., 2007, p.332). Statistisch gesehen gibt es kaum einen Unterschied zu Paaren ohne Rückenmarksverletzung (Hess/Hough, 2012, p.212). Aufgrund der veränderten Funktion ist es möglich, dass es während intimen sexuellen Kontakten zu „Unfällen" diesbezüglich kommt. Diese Problematik bewirkt Besorgnis, bei Männern häufiger als bei Frauen. Wobei die Blaseninkontinenz bei beiden Geschlechtern eine wesentlich wichtigere Rolle in der Sexualität spielt (vgl. Anderson et al., 2007, p.332). Um die Kontinenz zu gewährleisten gibt es verschiedene Möglichkeiten, die je nach Läsionshöhe und Ausmaß und Höhe gewählt werden können. Verwendet werden kann ein transurethraler [7] Dauerkatheter, ein suprapubischer [8] Katheter oder ein Kondomurinal, eine weitere Variante ist der intermittierende Katheterismus oder, bei Vorhandensein der Funktion, spontanes Urinieren (vgl. Anderson et al., 2007, p.333). Sowohl Blasen- als auch beim Darmmanagement ist von großer Wichtigkeit und Betroffene müssen während ihrer Rehabilitation einen persönlichen Rhythmus und Umgang damit finden. Diese Umstellung und Veränderung im Leben benötigt Zeit und Geduld, wenn ein regelmäßiges Schema für die Entleerung verfolgt wird, ist Sexualität nichts, was dieses wieder durcheinander bringen wird. Betroffene lernen ihren Körper mit der Zeit auch immer besser kennen. Planen sie sexuell aktiv zu sein, können sie tagsüber die Menge der Nahrungsaufnahme reduzieren und den Darm vor dem Sex noch einmal zu entleeren. So

---

[7] Durch die Harnröhre in die Blase platziert.
[8] Durch die Bauchdecke in die Blase platziert.

können auch für das Darmmanagement Vorkehrungen getroffen werden (vgl. Haas, 2012a, S.335)

Autonome Dysreflexie

Autonome Dysreflexie (AD) tritt ausschließlich bei einer Rückenmarksverletzung ab und über dem sechsten Brustwirbel auf (vgl. Hess/Hough, 2012, p.25). Wie bereits am Beginn der Arbeit beschrieben können auftretende Symptome lebensgefährlicher Blutdruckanstieg und fallender Puls, Kopfschmerz, Gesichtsrötungen, weite Pupillen und auch kaltschweißige Gänsehaut sein (vgl. Haas, 2012a, S.336). Sexuelle Stimulation der Genitalien und Ejakulation können Auslöser für das Auftreten einer solchen AD sein, was aber deutlich vom Verletzungsniveau abhängig ist (vgl. Anderson et al., 2007, p.333). Gewöhnlich verschwinden die Symptome nach Beendigung des Reizes, in vereinzelten Fällen kann es vorkommen, dass diese trotzdem bestehen bleiben (vgl. Hess/Hough, 2012, p.214f), dann empfiehlt sich eine medikamentöse Blutdrucktherapie (vgl. Haas, 2012a, S.336) .

Spasmus

Nach Hess und Hough (2012, p. 214) treten in 65-78% aller Fälle der Rückenmarksverletzten Spastiken auf. *„Spasmen sind unwillkürliche Bewegungen oder ein unwillkürliches Zittern der Muskeln, ausgelöst durch verschiedene Stimuli wie Lagewechsel, eine volle Blase, Berührung der Haut, sexuelle Erregung"* (Haas, 2012a, S.335). Diese äußern sich nach einer Rückenmarksverletzung in typischen Körperhaltungen, wie einer Oberschenkel Adduktion, sowie einer Hüft und Oberschenkel Flexion. Diese Muskelkrämpfe können stetig vorhanden sein oder auch spontan auftreten. Durch sanftes Dehnen oder Massagen ist es möglich die Krämpfe zu lösen um dann eine entspannte Position einnehmen zu können, dies kann direkt zum Vorspiel herangezogen werden (vgl. Hess/Hough, 2012, p.214). Spasmen stellen daher kein Hindernis für eine aktive Sexualität dar und können sogar als Hilfe herangezogen werden, um eine bessere Erektion zu bewirken (vgl. Haas, 2012a, S.335).

Hautverletzungen

Aufgrund des Sensibilitätsverlustes durch die Läsion des Rückenmarks, wird eine regelmäßige Kontrolle der Haut benötigt. Dies ist vor allem nach sexueller Intimität notwendig (vgl. Hess/Hough, 2012, p.216). Um Verletzungsfreie Aktivitäten zu gewährleisten können Pölster, oder andere Lagerungsbehelfe herangezogen werden. Bei Betroffene die unter Spasmen der unteren Extremitäten leiden, ist es wichtig darauf zu achten, dass die Knie nicht aneinander reiben, um so Hautschäden zu vermeiden (vgl. Hess/Hough, 2012, p.214). Speziell die Sexualität betreffend ist zu erwähnen, dass es durch vermindertes Befeuchten des weiblichen Genitals zu Irritationen während der Penetration kommen kann, die aufgrund des verringerten Körpergefühls nicht wahrgenommen werden (vgl. Ducharme et al., 2010, p.316).

3.2.2 Pflegerische Interventionen zu sexuellen Problematiken

Bei den eben genannten Problematiken, die während sexuellen Aktivitäten auftreten können, ist es erneut wichtig den Betroffenen darüber aufzuklären und zu informieren. Beim Blasen- und Darmmanagement ist es wesentlich gemeinsam mit den Betroffenen ein Schema zu entwickeln, nachdem sich ihr Körper folgend orientieren kann. Sie sollen dazu befähigt werden Blasen- und Darmpflege vor sexuellen Aktivitäten durchführen zu können um eine optimale und sichere Befriedigung erreichen zu können. Im Falle, dass doch etwas Ungeplantes passiert, kann mit dem Betroffenen ein Plan für mögliche Eventualitäten entworfen werden um ihm einen Handlungsleitfaden für Blase und Darm anbieten zu können (vgl. Ducharme et al., 2010, p.315).

Ein weiterer zentraler Aspekt ist die Schulung über den Zusammenhang von Sexualität und AD, besonders bei Rückenmarksverletzten mit einer Läsion über T6. Frühe Instruktionen darüber, wie eine AD verhindert wird, wie damit umgegangen werden sollte falls sie eintritt und wie interveniert werden kann, sind bei der Betreuung von Bedeutung (vgl. Ducharme et al., 2010, p.316). Wenn eine AD entsteht, besteht das initiale Handeln darin, dass der Betroffen in eine aufrechte Position gebracht wird um den Vorteil der orthostatischen Blutdruckreduktion zu Nutzen und der Auslöser beseitigt wird (vgl. Hess/Hough, 2012, p.215).

Information darüber, dass Spasmen während sexuellen Aktivitäten auftreten können, beziehungsweise die Art des Spasmus sich verändern kann, ist von Vorteil um den Betroffenen darauf vorzubereiten.

Auch die Kontrolle der Haut zählt zu jenen Aspekten, die nicht vernachlässigt werden sollten. Diese sollte unmittelbar nach intimen Kontakt durchgeführt werden, mit besonderem Augenmerk auf die Genitalien, das Gesäß sowie die restlichen gefühllosen Hautoberflächen. Kontrollen sind wichtig um Hautschäden zu vermeiden, da es der Gefühlverlust schwierig macht exzessiven Druck sowie Scher- und Reibungskräfte wahrzunehmen (vgl.Ducharme, 2010, p.317).

Obwohl die Sexualität nach einer traumatischen Rückenmarksverletzung gefördert werden soll ist bedeutend den Betroffenen darauf aufmerksam zu machen, dass die Verletzungszone instabiler sein kann. Häufig besteht die Angst einer Wiederverletzung, doch es sollte erklärt werden, dass dies eher unüblich ist wenn der Heilungsprozess bereits abgeschlossen ist. Bis dahin wird darauf hingewiesen, dass küssen, intime Berührungen und streicheln eher angebracht sind als Geschlechtsverkehr (vgl. Ducharme, 2010, p.318).

3.3 Psychische Belastung

Die psychische Situation von Patienten nach einer Rückenmarksverletzung ist sehr instabil. Häufig erkrankt eine Vielzahl der Betroffenen nach der Diagnose an Depression, leidet unter Angstzuständen oder einem posttraumatischen Bewältigungssyndrom (vgl. Migliorini et al., 2008, p.312f). Die mentale Beschäftigung mit dem Leben unter den neuen Voraussetzungen hinterlässt die Angst immer isolierter und zurückgezogener zu werden (vgl. Estores, 2003, p.96). Ängste und Depressionen werden laut Harrison et al. (1995, p.690) mit negativen Gefühlen bezüglich sexueller Aktivitäten assoziiert. Die Betroffenen empfinden *„starke Gefühle wie Angst, Verunsicherung, Kummer, Trauer, Ärger, Zorn, Frustration und manchmal auch Schuldgefühle"* (Haas, 2012b, S.453). Sie habe die Empfindung nie wieder vollständig zu sein und vor allem sexuell gesehen, befürchten sie, nie wieder jemanden zu haben, der so Sex mit ihnen haben möchte (vgl. Leibowitz, 2005, p.88). Sie verspüren den Druck, in einer intimen Beziehung bestehen zu können und ihren Partner befriedigen zu können, dies geht mit einem hohen Potenzial an Selbstzweifel einher (vgl. Ostrander, 2009, p.14). Die psychische Belastung nach einer Rückenmarksverletzung betrifft gewiss nicht rein die Sexualität, viele andere Aspekte bekommen eine neue Wertigkeit. Die Sexualität nimmt dabei einen Platz im hinteren Bereich des Zimmers ein, verlässt aber niemals den Raum (vgl. Hess/Hough, 2012, p.216).

Betroffene verspüren eine tiefe Frustration, aufgrund des „nichts spüren" (vgl. Westgren/Levi, 1999, p.313). Scham über den eigenen, neuen, veränderten Körper ist eine häufig auftretende Emotion (vgl. Ostrander, 2009, p.16). Menschen nach einer Rückenmarksverletzung fühlen sich sexuell deutlich weniger begehrenswert und attraktiv (vgl. Westgren/Levi, 1999, p.314; Ostrander, 2009, p.11). Daraus resultiert ein niedriges Selbstvertrauen und Selbstwertgefühl (vgl. Westgren/Levi, 1999, p.314), folglich isolieren sich Betroffene immer mehr, sie empfinden Traurigkeit und haben das Gefühl alleine zu sein (vgl. Westgren/Levi, 1999, p.316). Vor allem Männer vergleichen häufig ihr Sexualleben mit jenem vor dem Unfall, die massiven Veränderungen geben ihnen das Gefühl den Rest ihres Lebens mit unerfüllten Bedürfnissen verbringen zu müssen (vgl. Ostrander, 2009, p.13f). Sie haben den Eindruck sexuell entmündigt zu sein, denn auch und vor allem durch die Gesellschaft wird kommuniziert, dass Menschen mit Behinderungen weniger Anspruch auf Sexualität haben. Dieser Gedanke setzt sich in den Köpfen der Betroffenen fest und führt zu noch größerer Verunsicherung (vgl. Ostrander, 2009, p.16).

Pflegerische Interventionen zur psychischen Entlastung

Laut Haas (2012b, S.453) ist die Beobachtung vom Umgang der Betroffenen mit den eintretenden Veränderungen eine wesentliche pflegerische Aufgabe. Aus diesen Beobachtungen soll abgeleitet werden ob Rückenmarksverletzte Hilfe und Unterstützung benötigen. Ein stabiles Selbstwertgefühl, das Bewusstsein für die eigenen sexuellen Bedürfnisse, sowie das Wissen über die Reaktionen des Körpers auf sexuelle Aktivitäten dienen als Basis für ein ausgeglichenes Sexualleben (vgl. Ducharme/Gill, 2006, S.52). Rückenmarksverletzte müssen nach einem Unfall vielfach neu lernen ein gesundes

Selbstwertgefühl und ein positives Körperbild zu besitzen (vgl. Alexander Sipski/Alexander, 2007, p.566). Selbstwertgefühl kommt von innen und kann schlussendlich nur vom Betroffenen selbst gestärkt werden (Ducharme/Gill, 2006, S.52), die Pflege hat hier den Auftrag ihn dabei weitgehend zu unterstützen und zu bestärken. Wenn Betroffene über ihre Sorgen sprechen möchten, gehört es zur professionellen Pflege zuzuhören, denn für viele Menschen ist dies eine optimale Methode um Probleme lösen zu können und Antworten zu finden (vgl. Ducharme/Gill, 2006, S.55). Häufig fällt es schwer mit dem Partner über persönliche sexuelle Gedanken und Ängste zu sprechen, da diese nicht noch zusätzlich belastet werden wollen (vgl. Westgren/Levi, 1999, p.317). Pflegepersonen können dabei helfen, dass Beteiligte sich im eigenen Körper wohl fühlen, ihn kennen lernen und mehr Körperkompetenz entwickeln. Durch das gesteigerte Vertrauen zum Körper wird und kann auch die Sexualität wieder eine präsentere Rolle im Leben spielen. Ebenfalls ist es von Bedeutung zu helfen über die „sexuelle Entmündigung" nach einer Verletzung zu kommen. Auch mit Rückenmarksverletzung kann, darf und soll ein aktives Sexualleben geführt werden (vgl. Ostrander, 2009, p.16) und mithilfe der Pflege kann das übermittelt werden. Nach einer Verletzung dieser Art kann gemeinsam mit Pflegepersonen eine neue Definition für Sexualität entwickelt werden. Hierbei ist die zentrale Aufgabe einen Fokus darauf zu lenken, dass zur Sexualität mehr als nur genitales Empfinden gehört (Harrison et al., 1995, p.687) und somit zu erzielen, dass die psychische Belastung minimiert wird. Auch soll eine weitere Botschaft sein, dass versucht werden soll Befriedigung im Kopf zu lernen (vgl. Harrison et al., 1995, p.689). Ein Hinweis darauf, dass der Betroffene sich auch gut und begehrenswert fühlen kann, indem er den Partner zum Mittelpunkt macht, kann viel Druck nehmen. Laut Ostrander (2009, p.15) geben vor allem einige Männer an, dass sie seit der Verletzungen zu deutlich besseren Liebhabern geworden sind, da sie viel mehr Augenmerk auf die Bedürfnisse der Partner legen. Ihre Befriedigung wird durch das Wissen erreicht, dass sie ihr Gegenüber befriedigt haben.

Eine Rückenmarksverletzung stellt für Menschen ein schweres, meist nicht reversibles Schicksal dar, sie sollten immer über ihre Zukunftsprognose aufgeklärt werden, doch es ist wesentlich ihnen Hoffnung zu erlauben und „die Türe einen Spalt offen zu lassen" (vgl. Leibowitz, 2005, p.90). Ihnen die Zukunftsgedanken, zum Beispiel der wiederkehrenden Sensibilität, zu nehmen, würde eine noch höhere psychische Belastung hervorrufen. Die psychische und emotionale Verbindung zur Sexualität soll vertieft und gestärkt werden, denn der sensible Verlust kann noch nicht wiederhergestellt werden (vgl. Ostrander, 2009, p.17).

3.4 Beratung von Betroffenen

Dieser Abschnitt der Ergebnisse befasst sich damit, ob und wie pflegerische sexuelle Beratung passiert und wie sie von Rückenmarksverletzten gewünscht wird.

Obwohl die Sexualität für einige erst nach einer geraumen Zeit nach der Verletzung Priorität bekommt, ist von Menschen mit einer Verletzung des Rückenmarks gewünscht, dass dieses Thema bereits stationär aufgegriffen wird (vgl. Leibowitz, 2005, p.81). Denn je früher die Thematik angesprochen wird, desto besser sind die Betroffenen auf die Zukunft vorbereitet (vgl. Hess/Hough, 2012, p.213). Für sie ist es wichtig wenigstens darauf aufmerksam gemacht zu werden, dass diese massive Veränderung nicht nur ihre Mobilität, Blasen-/Darmfunktion sowie ihr

Empfinden verändert, auch ihre Sexualität wird fremd sein. Das Ansprechen bewirkt, dass der Gedanke im Kopf der Betroffenen ist und diese dann Fragen stellen können, falls sie Interesse haben. Für die Mehrheit wäre es willkommen gewesen, wenn jemand das Thema angesprochen hätten, denn dadurch, dass niemand ein Kommentar dazu abgibt, haben die Patienten auch nicht den Mut zu fragen und sich Auskunft über ihre Anliegen zu holen (vgl. Leibowitz, 2005, p.88ff). Nach Harrison et al. (1995, p.691) wird die Unempfindlichkeit von Gesundheitspersonal gegenüber sexueller Bedürfnisse und ein Mangel an Verständnis als Hindernis betrachtet sich an die neue Situation rundum anzupassen. Um für die Betroffenen eine positive sexuelle Beratung ermöglichen zu können sollte das Pflegepersonal folgende Voraussetzungen mitbringen:

- Generell Erfahrung mit Patienten nach traumatischer Rückenmarksverletzung
- Verständnis für Gefühle und Prozesse (vgl. Leibowitz, 2005, p.98)
- Sexuelle Basiskompetenz (vgl. Ostrander, 2009, p.17). Dies meint vorwiegend Informationen und Wissen über die körperlichen und psychischen Veränderungen nach einer Rückenmarksverletzung.
- Unterstützende, nicht wertende Haltung gegenüber Sexualität, Funktionsstörungen und persönlichen Interessen (vgl. Ducharme et al., 2010, p.321). Darunter wird verstanden, dass Pflegepersonen die Einstellung haben, dass Betroffene ein Recht auf Sexualität haben und bereit sind, Gedanken diesbezüglich zu diskutieren.
- Sensibilität für individuelle Coping-Mechanismen (vgl. Westgren/Levi, 1999, p.315)

Rückenmarksverletzte sind häufig verschlossen und zurückgezogen, daher muss primär versucht werden einen Zugang zu ihnen zu finden und Vertrauen zu schaffen (vgl. Westgren/Levi, 1999, p.315). Anfänglich sollte ermittelt werden, wo der Patient in seinem persönlichen Heilungsprozess stehen (vgl. Leibowitz, 2005, p.94). Sexuelle Beratung hat immer unter strengster Privatsphäre zu passieren, damit Patienten sich wohl genug fühlen um Persönliches anzusprechen. Ein Gespräch während der Anwesenheit Fremder ist demnach zu vermeiden (vgl. Leibowitz, 2005, p.92). Zentrale Punkte der Beratung sind die Betroffenen als Individuum zu sehen, Respekt vor der Auffassung vom Körper zu haben, die Wünsche und Prioritäten anzuhören, die individuellen Differenzen zu schätzen (vgl. Leibowitz, 2005, p.87ff) sowie deren Sexualität zu würdigen (vgl. Westgren, 1999, p.316). Sie sollte so ausgerichtet sein, dass Menschen mit einer Verletzung des Rückenmarks mithilfe der Beratung ein positives Körperbild erhalten und dazu ermutigt werden, Respekt vor dem eigenen Körper nach der Verletzung zu entwickeln (vgl. Ducharme et al., 2010, p.331). Die Sexualität sollte ganzheitlich und nicht körperfokussiert gesehen werden, auf diese Weise wird es mit Konzepten wie Vertrauen, Intimität, Kommunikation und Spiritualität in Verbindung gebracht (vgl. Leibowitz, 2005, p.97). So können Betroffene dazu empowert werden wieder/weiter sexuelle Verhältnisse anzustreben, die weniger ihren Fokus auf den Genitalien haben, sondern kreativ sind und sowohl für den Rückenmarksverletzten als auch den Partner lohnend sind (vgl. Ostrander, 2009, p.18). Ein offener Dialog zwischen den Partnern sollte prinzipiell gefördert werden und das Einbeziehen in den Rehabilitationsprozess ist entscheidend für die Genesung (vgl. Hess/Hough, 2012, p.213). Werden Informationen gegeben, dem Betroffenen alleine oder mit Partner, ist es wichtig diese komplett mitzuteilen und auch nicht aus dem Kontext gerissen. Bekommen sie zum Beispiel stationär eine einzelne Warnung vor AD während dem Sex, können sie mit dieser Information noch nichts anfangen und sie in keinen Zusammenhang bringen. Diese Art der Informationsweitergabe wird als negativ und nachteilig für die sexuelle Rehabilitation empfunden (vgl. Leibowitz, 2005, p.89). Bei der Informationsweitergabe ist auch darauf zu achten, dass den Betroffenen verschiedene Medien angeboten werden. Aufgrund der Individualität der Menschen gibt es verschiedene Lerntypen, optimal wäre es in Beratungsgespräch alle Sinne anzusprechen (vgl. Ducharme et al., 2010, p.313). Viele bevorzugen zu dieser schambehafteten Thematik schriftliche Unterlagen, da es ihnen weniger peinlich ist als ein offenes Gespräch mit einer Pflegeperson zu führen (vgl. Leibowitz, 2005, p.99).

Eine Rückenmarksverletzung bedeutet eine massive Veränderung im Leben der Betroffenen. Neben motorischen und sensiblen Ausfällen ist unter anderem auch die Sexualität betroffen. Diese Veränderungen sind abhängig von der Höhe der Läsion sowie dem kompletten oder inkompletten Ausmaß der Verletzung (vgl. Hess/Hough, 2012, p.211). Für den Rehabilitationsprozess ist Sexualität ein legitimer Bestandteil geworden, der bei ganzheitlichen Dienstleistungen inkludiert sein sollte, aber vom Gesundheitspersonal viel zu vereinzelt angesprochen wird (vgl. Fronek et al., 2005, p.52). Laut Singh und Sharma (2005, p.31) ist die auditive Aufmerksamkeit bei sexuellen Anliegen sehr niedrig, dies liegt am deutlichen Wissensdefizit aber auch daran, dass sich das Personal selbst keiner Lösung bewusst ist. Hess und Hough (2012, p.211) beschreiben die Auswirkungen von inadäquater sexueller Beratung als nachteilig für die Zukunft der Betroffenen. Demnach ist sexuelle Edukation und Therapie integral bei der Rehabilitation, sie muss für jeden einzelnen Rückenmarksverletzten verfügbar werden und zeitlich bestmöglich eingesetzt werden (vgl. Ostrander, 2009, p.17).

Dann kann pflegerische Beratung Patienten nach traumatischer Rückenmarksverletzung bei ihrer sexuellen Rehabilitation unterstützen.

Inhaltlich ist es wesentlich, dass Gesundheitspersonal über ausreichend Wissen verfügt, um Fragen in Bezug auf die Sexualität beantworten zu können. Bisher waren vor allem die Männer deutlich mehr im Fokus der Beratung, da bei ihnen aufgrund der erektilen Dysfunktion eine größeres sexuelles Defizit besteht. Inhalte der Beratung für Frauen waren Veränderungen und Informationen, betreffend der Menstruation und der Schwangerschaft, hier besteht noch Aufholbedarf was allgemeines sexuelles Wohlbefinden betrifft (vgl. Ostrander, 2009, p.17). Die Aufklärung über Veränderungen der sexuellen Empfindungen, sowie Problematiken die bei sexuellen Aktivitäten auftreten können, wie Blasen-/Darminkontinenz, Autonome Dysreflexie, Spasmen und Hautschäden, ist wegweisend für die Zukunft der Betroffenen.

Die psychische Belastung nach einer Rückenmarksverletzung ist extrem hoch, die Patienten verspüren einen massiven internen und externen Druck, der sie belastet (vgl. Ostrander, 2009, p.15). Das Schaffen eines Zugangs zu sexueller Beratung und das Ermöglichen einer offenen Diskussion über persönliche Anliegen sollte in das Assessment, die Planung und die laufende Therapie integriert werden (vgl. Ducharme et al., 2010, p.304). Die Betroffenen sollen dazu befähigt werden eine aktive Rolle im sexuellen Rehabilitationsprozess zu übernehmen und den persönlichen Stellenwert von Sexualität nach der Verletzung in ihrem Leben erkunden (vgl. Ducharme et al., 2010, p.306f).

Auch wenn Patienten stationär kein Interesse an sexueller Beratung und Rehabilitation zeigen, heißt das nicht, dass sie später kein Interesse daran haben werden. Aufgabe der Pflege ist es daher Ressourcen während dem Aufenthalt und/oder zur Entlassung anzubieten und dafür

zu sorgen, dass Betroffene bescheid wissen wie sie weiter vorgehen
können und wo sie Hilfe und Unterstützung erhalten (vgl. Leibowitz,
2005, p.93f).

4 Diskussion

Abschnitt 3 der Arbeit hat präsentiert, dass die gewählte Fragestellung „Können pflegerisch beratende Maßnahmen die sexuelle Rehabilitation von Patienten nach traumatischer Rückenmarksverletzung unterstützen?" in die Unterkapitel „Funktionsstörungen der Sexualorgane", „Sexualität und auftretende Problematiken", „Psychische Belastungen" sowie „Beratung von Betroffenen" gegliedert wurde. Passend dazu wurde versucht mittels gefundener wissenschaftlicher Publikationen, Artikeln und Büchern die Fragestellung bestmöglich zu beantworten.

Eine große Problematik der Pflege ist, *„Das >Persönliche< der Patienten wird zwar von den Pflegenden gewollt, jedoch situativ nicht wirklich in den Pflegeprozess integriert"* und es ist augenscheinlich so, dass *„die Pflegenden eine präzise Wahrnehmung darüber haben, wie die Patienten ihre Situation erleben. Allerdings werden diese Wahrnehmungen teilweise von den Pflegenden anders gedeutet als von den Patienten"*, somit sind auch *„Sinn und Wert pflegerischer Interventionen für die Patienten nicht immer nachvollziehbar"* (Sieger et al., 2010a, S.263). In der Praxis muss als Basis für effiziente pflegerische Beratung dafür gesorgt werden, dass Pflegepersonen keine wertende Einstellung bezüglich Sexualität nach einer traumatischen Rückenmarksverletzung besitzen. Wenn Patienten eine Problematik ansprechen, soll aktiv zugehört und nicht „unter den Tisch gekehrt" werden, möglicherweise ist dies ein sehr wichtiges Anliegen für das Wohlbefinden des jeweiligen Patienten.

Westgren und Levi (1999, S.315) sprechen davon, dass zu den Rückenmarksverletzten Vertrauen hergestellt werden soll um einen besseren Zugang zu ihnen zu finden. Davon ist auch im allgemeinen Pflegealltag immer die Rede. Eine vertrauensvolle „Pflegebeziehung" aufbauen. Die Frage ist, wie kann das passieren. Fraglich vor allem bei Patienten, die kein Interesse an einer sogenannten Pflegebeziehung haben, die zurückgezogen und introvertiert sind, jedoch ebenfalls Fragen zu ihrer zukünftigen Sexualität haben. Wie kann hier ein Zugang gefunden werden, wenn nicht Vertrauen als Basis dient. Prinzipiell muss gesagt werden, dass es schwierig ist ein Thema anzusprechen, dass sowohl in der Gesellschaft als auch vor allem in der Pflege ein Tabuthema darstellt. Immerhin sollen es die Pflegepersonen sein, die als Ansprechpartner dienen, wenn es ihnen aber nicht möglich ist über solch ein schambehaftetes Thema zu sprechen, wie kann dann Sexualberatung nach Rückenmarksverletzung funktionieren. Schon ein Gespräch über Sexualität zwischen gesunden Menschen, die sich fremd sind wird als unangenehm empfunden. Dann wird erwartet, dass sich Betroffene, mit ihrer Krankheitsgeschichte im Hintergrund, an fremde Pflegepersonen wenden, die noch dazu ausweichend und inkompetent reagieren. Hier gilt es als großes Ziel, die Tabuisierung der Sexualität, von gesunden als auch von beeinträchtigen Menschen, in der Pflege aufzubrechen und sie als das wahrzunehmen was sie ist, ein natürlicher Teil jedes Lebens.

In dieser Arbeit wird von pflegerischer Beratung gesprochen, was bereits in der Problembeschreibung definiert wurde. Dazu ist primär zu sagen, dass die Pflege erst lernen muss sich mit der Beratungsfunktion zu identifizieren. Informationen weiter zu geben, Patienten anzuleiten und sie zu beraten ist immer schon Teil von professioneller Pflege gewesen, jedoch wurde es nicht als das angesehen was es war und vor allem nicht dokumentiert. Daher ist dieser Aufgabenbereich immer nebenbei, unauffällig und unbeachtet mitgelaufen. Aufgrund von Erfahrungswerten ist Beratung ein kritisches Thema für Pflegpersonen und Beratung, zu einer speziellen Thematik wie es die Sexualität ist, macht es noch schwieriger adäquat zu reagieren. Es wäre ein Schritt in die richtige Richtung, wenn Pflegepersonen versuchen ihre Beratungsfunktion anzunehmen, Sicherheit gewinnen und sich darin wohl fühlen.

Für sexuelle Beratung, wie auch Ostrander (2009, p.17) in seiner Studie erwähnt, ist eine sexuelle Basiskompetenz von Nöten, um Patienten entsprechend unterstützen zu können. Pflegepersonen die mit Patienten nach einer Rückenmarksverletzung arbeiten, müssen damit rechnen, dass diese möglicherweise Fragen über ihre Sexualität haben. Hier sollte es vor allem auch im eigenen Interesse liegen, sich ausreichend Informationen anzueignen. Hierzu zählt sowohl Wissen über physische und psychische Veränderungen nach der Verletzung, als auch Wissen über anderweitige Hilfs- und Beratungsangebote für die Betroffenen und ihre Angehörigen. Welker et al. (2008) beschreiben in ihrem Artikel eine „spezielle Weiterbildung für die Pflege querschnittgelähmter Menschen". Dies ist eine Fachweiterbildung, welche derzeit im deutschsprachigen Raum einzigartig in Deutschland durchgeführt werden kann. Die Möglichkeit als Pflegeperson sich diese Zusatzkompetenz anzueignen ist ein wichtiger Schritt in der Pflege und Beratung von Rückenmarksverletzten, auch was die Sexualität betrifft. Es wäre jedoch wünschenswert, wenn diese Zusatzausbildung nicht nur in Deutschland angeboten wird, sondern auch in Österreich und anderen Staaten. Denn Menschen mit einer Rückenmarksverletzung gibt es überall auf der Welt.

Ein weiterer Kritikpunkt für sexuelle Beratung in der Pflege ist das Setting Krankenhaus, beziehungsweise Rehabilitationszentrum. In den meisten Einrichtungen finden sich Zwei- und Mehrbettzimmer in denen, vor allem nach einer Verletzung des Rückenmarks die verminderte

Selbstständigkeit der Patienten dazu führt, dass weitere, fremde Personen im Zimmer sind. Wie auch Leibowitz (2005, p.92) in ihrer Studie äußert, hat sexuelle Beratung unter strengster Privatsphäre zu passieren, was aber im oben genannten Setting eine deutliche Problematik darstellt. Sexualität ist etwas, dass nicht schnell diskutiert werden kann und nicht in einem fünf Minuten Gespräch erledigt ist. Wenn Patienten so mutig sind, sich öffnen und riskieren die Thematik anzusprechen, haben sie es verdient in aller Ruhe, ohne etwaige Nachbaren und mit genügend Zeit ihre Gedanken und Ängste zu besprechen. Der Faktor Zeit ist in der Pflege eine weitere, riesengroße Barriere für adäquate, professionelle Beratung. Eine Problematik, die immer eine Herausforderung darstellen wird, unwesentlich um welche Art der Beratung es sich handelt.

Als positiver Aspekt kann genannt werden, dass die Pflege durch die bereits bestehende „Inkontinenzberatung" ein Steckenpferd aufzeigen kann, bei dem Scham, Ekel und auch die Sexualität bereits Platz gefunden haben. Da Menschen mit Rückenmarksverletzung, je nach Läsionshöhe, Bedarf an Inkontinenzberatung aufweisen, wäre eine Idee diesen Beratungs-bereich zu erweitern und die Experten intensiver auf sexuelle Problematiken zu schulen. Nachdem Sexualität und Inkontinenz stark miteinander kongruieren könnten mit einer Beratungsperson zwei Themen abgedeckt werden.

Schlussendlich stellt sich die Frage, ob die Pflege sexuelle Beratung überhaupt leisten kann. Bereits jetzt bestehen sehr hohe Ansprüche an Pflegepersonen, welche Themen und Bereiche sie abdecken sollten. Da der intime und alltägliche Kontakt mit den Patienten, Pflegepersonen zu den Hauptbezugspersonen, in jeglichen Themen, werden lässt, muss ein Weg gefunden werden diese Anfragen zu Bündeln und professionell zu behandeln. Denn um tatsächlich ganzheitliche Rehabilitation zu betreiben, müssen alle Aspekte des Menschseins miteinfließen und dazu zählt auch die Sexualität. Um als Pflegeperson nun den hohen Ansprüchen gerecht zu werden, könnten „Checklisten" für die Rehabilitation von Rückenmarksverletzten Abhilfe und Unterstützung leisten, in denen die Sexualität einen eigenständigen Punkt darstellt.

Es wird nicht möglich sein, die Sexualität als fixer, unumgänglicher Bestandteil der Rehabilitation nach Rückenmarksverletzung zu integrieren, aber es wäre ein adäquates Ziel für die Zukunft, in der wissenschaftlich mehr geforscht wurde, da definitiv noch ein großer Forschungsbedarf in diesem Bereich besteht.

Persönlich bin ich der Meinung, dass die Sexualität als Bestandteil der Pflege in der Theorie zwar thematisiert wird, aber bei der praktischen Arbeit am Patienten deutlich in den Hintergrund rückt, oder sogar gar keine Beachtung findet. Grund dafür ist, weil angenommen wird, dass in dieser Akutphase bzw. in dieser Ausnahmesituation andere Aspekte für die Patienten deutlich wichtiger sind und weil es der Mehrheit auch unangenehm ist, solch eine Thematik anzusprechen. Hier tritt die patriarchalische Haltung der Pflege hervor, wodurch der von ihnen gewünschte mündige Patient durch sie selbst entmündigt wird. Pflegepersonen können nicht entscheiden ob Sexualität nach einer Verletzung, wie der des Rückenmarks, zu einem Zeitpunkt wichtig oder unwichtig ist. Sie wird immer im Hinterkopf der Betroffenen sein und auch wenn viele im Anfangsstadium ihrer Rehabilitation noch nicht bereit sind darüber zu sprechen wäre es von Bedeutung es ihnen anzubieten. Patienten die absolut kein Interesse haben werden das sagen, aber trotzdem wurde die Möglichkeit geboten falls Fragen vorhanden sind.

In meinem engeren Umkreis haben nahezu alle sehr überrascht gewirkt als ich ihnen von meiner Fragestellung für die Bachelorarbeit erzählt habe. Sie fragten mich, ob denn Patienten, egal ob Rückenmarksverletzte oder anderweitig eingeschränkt, wirklich die Pflege etwas über Sexualität fragen würden. Ihrer Vorstellung nach würden Patienten eher den Arzt ansprechen oder im Zuge einer psychologischen Betreuung darauf zu sprechen kommen. Ich habe ihnen begründet, dass die Pflege wirklich zu meist für alles da ist. Pflegepersonen sind definitiv die nächsten Ansprechpartner für den Patienten nach Rückenmarksverletzung (vgl. Chen/Boore, 2006, p.645), unwesentlich ob es um Schmerzen, Sexualität oder den nächsten Urlaub geht. Pflegepersonen sind aufgrund persönlicher und intimer Pflegesituationen sehr im Leben der Betroffenen involviert (vgl. Kendall et al., 2003, p.58). Durch den alltäglichen Kontakt kann die Pflege die vertrauteste Beziehung aufbauen. Ärzte werden immer eine Autoritätsperson darstellen vor der die meisten Patienten so viel Respekt haben, dass sie schambesetzte Themen wie dieses niemals ansprechen würden, wenn sie nicht gerade von ihnen selbst darauf aufmerksam gemacht werden.

Ich bin der Ansicht, dass ganz besonders für jüngere Patienten die Sexualität nicht außer Acht gelassen werden darf. Versuche ich mich selbst in die Situation zu versetzen eine Rückenmarksverletzung zu erleiden und wieder zurück in den Alltag finden zu müssen, stehen natürlich andere Dinge ganz oben auf meiner To-Do Liste. Doch zu irgendeinem Zeitpunkt verwendet jeder einen Gedanken daran wie es denn sexuell und intim weitergehen wird, was erlaubt ist, auf was aufgepasst werden muss, usw. Für mich würden sich Unmengen an Fragen stellen und wenn diese niemand beatworten würden, hätte ich zu viel Angst mich alleine wieder über sexuellen Kontakt zu trauen. Im Hinterkopf immer mit der Frage: „Was passiert wenn,...?"

5 Ausblick

Ich war positiv überrascht wie viel wissenschaftlich schon zum Thema „Sexualität nach Rückenmarksverletzung" geforscht wurde. Aber trotz dieser beachtlichen Vorarbeit besteht immer noch großer Bedarf an Vertiefung. Vielleicht kann es so geschafft werden, dass die Pflege beim Thema Sexualität nicht mehr wegsieht, sondern im ersten Schritt ein Auge auf darauf richtet und in weiteren Schritten aktiv hinsieht, nachfragt und unterstützt.

Für die Zukunft wäre es auch wichtig Forschung und Beratung vermehrt auf weibliche Bedürfnisse auszurichten. Wie im Kapitel „Ergebnisse" beschrieben sind Männer durch die mögliche erektile Dysfunktion deutlich mehr in ihrer Sexualität beeinträchtigt als Frauen. Daher war der Fokus in Studien häufig mehr auf Männer gerichtet, für das weibliche Geschlecht wurde zumeist nur die Fertilität sowie Menstruation und Schwangerschaft thematisiert. Psychische Komponenten, Belastungen und das Ziel eines erfüllten Sexuallebens wurde bislang nur wenig Beachtung geschenkt, sowohl beim Mann, als auch bei der Frau.

Schlussendlich sollten weitere Studien und Projekte danach ausgelegt werden, dass Betroffene als aktive Beteiligte dabei sind und nicht nur als Interviewpartner dienen. Gemeinsam mit ihnen, als Experten für ihren Körper, können Leitlinien, Checklisten und internationale Standards entwickelt werden. Mein voller Respekt für alle die sich der Forschung für Rückenmarksverletze widmen, das Resultat wird jedoch immer ein anderes sein wenn Menschen, die direkt von der Erkrankung betroffen sind, mitwirken. Klar zu sagen ist, dass keine Leitlinie und kein Standard für jeden Menschen passen kann, vor allem was die Sexualität betrifft. Jeder Mensch ist individuell, in seinen Vorstellungen, seinen Werten und seinem Lebensstil. Gerade die Sexualität, wie sie nach außen getragen und ausgelebt wird, ist und soll auch für jeden Menschen einzigartig und speziell sein, nur dann kann sie vollkommen sein und glücklich machen.

6 Literaturverzeichnis

Abt-Zegelin, Angelika (2012): Gesundheitskompetenz ist gesellschaftlich wichtig. In: Die Schwester, Der Pfleger, Jg.51, Nr.3, S.238-239.

Alexander Sipski, Marcalee / Alexander, Craig J. (2007): Recommendations for Discussing Sexuality After Spinal Cord Injury/Dysfunktion in Children, Adolescents, and Adults. In: The Journal of Spinal Cord Medicine, Vol.30, No.1, p.65-70.

Anderson, KD/ Borisoff, JF/ Johnson, RD/ Stiens, SA/ Elliott, SL (2007): The impact of spinal cord injury on sexual function: concerns of the general population. In: Spinal Cord, Vol.45, No.5, p.328-337.

Bonse, Martin (2010): Neurologie und neurologische Pflege. 8., vollständig überarbeitete Auflage, W. Kohlhammer GmbH, Stuttgart.

Bundesministerium für Gesundheit (2013a): Prolaktin (PRL), Fassung vom 17.10.2013, Internetadresse: https://www.gesundheit.gv.at/Portal. Node/ghp/public/content/labor/referenzwerte/labor-prolaktin-prl.html, Stand vom 05.05.2014.

Bundesministerium für Gesundheit (2013b): Androgene (Testosteron), Fassung vom 05.05.2014, Internetadresse: https://www.gesundheit. gv.at/Portal.Node/ghp/public/content/ labor/referenzwerte/Testosteron_TESTO1_KH.html, Stand vom 05.05.2014.

Chen, Hsiao-Yu/ Boore, Jennifer R.P. (2007): Establishing a super-link system: spinal cord injury rehabilitation nursing. In: Journal of Advanced Nursing, Vol.57, No.6, p.639-648.

Ducharme, Stanley H./ Gill, Kathleen M. (2006): Sexualität bei Querschnittlähmung. Deutschsprachige Ausgabe bearbeitet und herausgegeben von Geng Veronika, Verlag Hans Huber, Hogrefe AG, Bern.

Ducharme, Stanley H./ Kewman, Donald G./ Chase, Theresa/ Creasy, Graham/ Elliott, Stacy Lorraine/ Goetz, Lance L./ Hastings, Jennifer D./ Martin, Paula K./ Mackelprang, Romel W./ Sipski, Marcalee/ Tepper, Mitchell/ Thomas, Florian P. (2010): Sexuality and Reproductive Health in Adults with Spinal Cord Injury. A Clinical Practice Guideline for Health-Care Professionals. In: The Journal of Spinal Cord Medicine, Vol.33, No.3, p.281-336.

Engel, Frank/ Sickendiek, Ursel (2005): Beratung- ein eigenständiges Handlungsfeld mit neuen Herausforderungen. In: Pflege und Gesellschaft, Jg.10, Nr.4, S.163-171.

Estores, Irene M. (2003): The consumer's perspective and the professional literature: What do persons with spinal cord injury want?. In: Journal of Rehabilitation Research and Development, Vol.40, No.4, p.93-98.

Fronek, Patricia/ Booth, Susan/ Kendall, Melissa/ Miller, Deborah/ Geraghty, Timothy (2005): The Effectiveness of a Sexuality Training Program for the Interdisciplinary Spinal Cord Injury Rehabilitation Team. In: Sexuality and Disability, Vol.23, No.2, p.51-63.

Haas, Ute (Hrsg.) (2012a): Pflege von Menschen mit Querschnittlähmung. Probleme, Bedürfnisse, Ressourcen und Interventionen. Verlag Hans Huber, Hogrefe AG, Bern.

Haas, Ute (2012b): Wenn plötzlich nichts mehr so ist, wie es war: Pflege bei Querschnittlähmung. In: Die Schwester, der Pfleger, Jg.51, H.5, S.450-453.

Harrison, J/ Glass, CA/ Owens, RG/ Soni, BM (1995): Factors associated with sexual functioning in women following spinal cord injury. In: Paraplegia, Vol.33, p.687-692, doi:10.1038/sc.1995.144.

Hess, Marika J./ Hough, Sigmund (2012): Impact of spinal cord injury on sexuality: Broad- based clinical practice intervention and practical application. In: The Journal of Spinal Cord Medicine, Vol.35, No.4, p.211-218.

Kendall, Melissa/ Booth, Susan/ Fronek, Patricia/ Miller, Deborah/ Geraghty, Timothy (2003): The Development of a Scale to Assess the Training Needs of Professionals in Providing Sexuality Rehabilitation Following Spinal Cord Injury. In: Sexuality and Disability, Vol.21, No.1, p.49-64.

Kleibel, Veronika/ Mayer, Hanna (2005): Literaturrecherche für Gesundheitsberufe. Facultas Verlags- und Buchhandels AG, Wien.

Kleibel, Veronika/ Smoliner, Andrea (2012): Vom PIKE-Schema und anderen Herausforderungen im EBN-Prozess. In: Österreichische Pflegezeitschrift, Jg.65, Nr.12, S.27- 30.

Kleinevers, Sonja (2004): Sexualität und Pflege. Bewusstmachung einer verdeckten Realität, Schlütersche Verlagsgesellschafft mbH&Co. KG, Hannover, S.13-17.

Kämpfer, Therese (2012): Funktionales Verhaltensmuster „Sexualität und Reproduktion"- Sexualität. In Haas, Ute (Hrsg.) Pflege von Menschen mit Querschnittlähmung. Probleme, Bedürfnisse, Ressourcen und Interventionen. Verlag Hans Huber, Bern, S.319-336.

Leibowitz, Ruth Q. (2005): Sexual Rehabilitation Services after Spinal Cord Injury: What Do Women Want?. In: Sexuality and Disability, Vol.23, No.2, p.81-107.

Manfred-Sauer-Stiftung (2014): Formen der Querschnittlähmung. Internetadresse: http://www.der-querschnitt.de/archive/1455, Stand vom 24.03.2014.

Mayer, Hanna (2007): Pflegeforschung anwenden. Elemente und Basiswissen fürs Studium und Weiterbildung. 2., aktualisierte und überarbeitete Auflage, Facultas Verlags- und Buchhandels AG, Wien.

Migliorini, Christine/ Tonge, Bruce/ Taleporos George (2008): Spinal cord injury and mental health. In: Australian and New Zealand Journal of Psychiatry, Vol.42, No.4, p.309-314.

Ostrander, Noam (2009): Sexual Pursuits of Pleasure Among Men and Women with Spinal Cord Injuries. In: Sexuality and Disability, Vol.27, p.11-19, doi:10.1007/s11195-008-9103-y.

Österreichische Gesellschaft für Familienplanung (2013): Angebote für Menschen mit Behinderung. Sexualberatung, Gynäkologische Beratung, Verhütungsberatung. Internetadresse: http://www.oegf.at/familien planung/angebote_menschen_mit_behinderung. asp, Stand vom: 19.05.2014.

Sieger, Margot/ Ertl-Schmuck, Roswitha/ Harking, Martina (2010): Gestaltung pflegerischer Interaktion in der Rehabilitation – am Beispiel der Pflege querschnittgelähmter Menschen im Krankenhaus. In: Pflege, Jg.23, H.4, S.261-266.

Simpson, Lisa A./ Eng, Janice J./ Hsieh, Jane T.C./ Wolfe, Dalton L. (2012): The health and life priorities of individuals with spinal cord injury: A systematic review. In: Journal of Neurotrauma, Vol.29, p.1548-1555, doi:10.1089/neu.2011.2226.

Singh, Roop/ Sharma, Sansar C. (2005): Sexuality and Women with Spinal Cord Injury. In: Sexuality and Disability, Vol.23, No.1, p.21-33.

Suditu, Claudiu (2001): Beratungsbedarf und Beratungskompetenz in der Gesundheits- und Krankenpflege. In: Österreichische Pflegezeitschrift, Jg.54, Nr.2, S.16-17.

Welker, Winfried/ Herbrand, Wendelin/ Kreische, Heike/ Moebius, Otto (2008): Pflege querschnittgelähmter Menschen: Spezielle Weiterbildung. In: Die Schwester, der Pfleger, Jg.47, H.5, S.466-470.

Westgren, Ninni/ Levi, Richard (1999): Sexuality After Injury: Interviews with Women After Traumatic Spinal Cord Injury. In: Sexuality a Disability, Vol.17, No.4, p.309-319.

Williams, Sue (2008): The role of patient education in the rehabilitation of people with spinal cord injuries. In: International Journal of Therapy and Rehabilitation, Vol.15, No.4, p.174-179.

Williams, Sue (2005): Improving the continuing care for individuals with spinal cord injuries. In: British Journal of Nursing, Vol.14, No.3, p.161-165.

Wyndaele, W./ Wyndaele.J-J.(2006): Incidence, prevalence and epidemiology of spinal cord injury: what learns a worldwide literature survey? In: Spinal Cord, Vol.44, p.523-529, doi:10.1038/sj.sc.3101893.